AF298172

QUELQUES CONSIDÉRATIONS

SUR LA

PATHOGÉNIE ET LE TRAITEMENT

DE LA TUBERCULOSE PULMONAIRE

CHEZ

les Syphilitiques

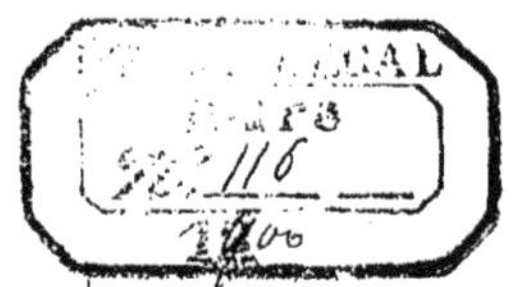

PAR

Le Dr Louis ALIBERT

DE LA FACULTÉ DE MÉDECINE DE PARIS

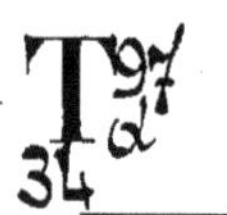

PARIS

A. MALOINE, ÉDITEUR

23-25, RUE DE L'ÉCOLE DE MÉDECINE, 23-25

—

1900

QUELQUES CONSIDÉRATIONS

SUR LA

PATHOGÉNIE ET LE TRAITEMENT

DE LA TUBERCULOSE PULMONAIRE

CHEZ

les Syphilitiques

PAR

Le Dr Louis ALIBERT

DE LA FACULTÉ DE MÉDECINE DE PARIS

PARIS

A. MALOINE, ÉDITEUR

23-25, RUE DE L'ÉCOLE DE MÉDECINE, 23-25

—

1900

A MES PARENTS

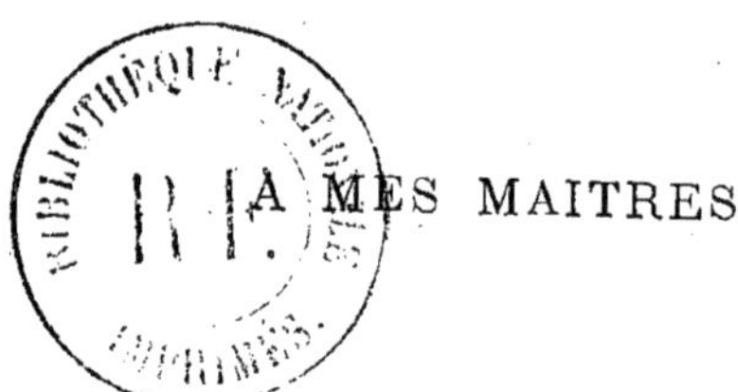

A MES MAITRES

A MES AMIS

INTRODUCTION.

Il y a des maladies au sujet desquelles tout semble avoir été dit, et quand on se croit bien sûr de soi, on se trouve brusquement arrêté par une difficulté de pratique. On cherche alors ce qui a pu être écrit sur ce point spécial, et on ne trouve rien.

La syphilis pulmonaire est une de ces maladies sur lesquelles on a le plus écrit. Plusieurs auteurs ont insisté sur les différents points de son histoire. Anatomie pathologique, symptomatologie, traitement, complications, tout a été étudié à fond, semble-t-il. Vienne à se poser ce problème : quel traitement ordonner quand il y a coexistence de syphilis et de tuberculose pulmonaire, et la question qu'on eût crue si simple se trouve être des plus épineuses.

C'est après en avoir apprécié de près toutes les difficultés que nous nous sommes décidé à entreprendre ce modeste travail.

Nous n'avons ni l'intention, ni les moyens d'étudier à fond la question si controversée des rapports de la syphilis et de la tuberculose. Nos prétentions se bornent à exposer quelques faits et à en dégager les conséquences pratiques. Avant d'entrer dans le détail de notre sujet, qu'il nous soit permis d'adresser l'expression de notre reconnaissance à M. le professeur Potain qui a bien voulu nous faire l'honneur d'accepter la présidence de notre thèse ainsi qu'à MM. Duret, Desplats, Eustache, Eugier, Baltus et Lavrand nos premiers maîtres dans les hôpitaux et dispensaires de Lille.

HISTORIQUE.

L'historique des rapports de la tuberculose et de la syphilis peut se diviser en trois périodes.

Dans la première qui comprend les vieux syphiligraphes jusqu'à Hunter, la cœxistence de la vérole et de la phtisie est considérée comme fréquente, mais le vague des notions que l'on possédait sur l'une et sur l'autre n'a même pas permis de soupçonner qu'il pouvait y avoir de diagnostic différentiel. On peut l'appeler période empirique.

La seconde période est une période de négation. Hunter n'admet pas la possibilité de la cœxistence des deux maladies.

Pour les modernes, s'ouvre la troisième période, période scientifique où l'anatomie pathologique, la clinique et dans ces dernières années, la bactériologie élucident le problème et permettent enfin de faire la part des deux maladies.

A chacune de ces périodes, se rattachent des noms illustres :

Dans la première, nous trouvons Ambroise Paré, Astruc.

La seconde se résume presque dans Hunter ; à la troisième appartiennent les noms de Laennec, de Virchow, de Cruveilhier et ceux de nos maîtres contemporains : MM. Cornil, Landouzy, Potain, pour ne citer que les principaux.

M. le professeur Potain a droit à une mention toute spéciale ; il est en effet revenu sur cette question à plusieurs reprises dans des leçons cliniques auxquelles nous ferons des emprunts.

Tel est dans ses grandes lignes l'historique de la question. Pour ne pas l'allonger inutilement, nous avons volontairement passé sous silence des auteurs et des travaux que nous retrouverons chemin faisant et dont l'énumération fastidieuse ici nous exposerait à des redites.

Nous devons cependant signaler encore deux thèses auxquelles nous aurons à emprunter des faits et des opinions : ce sont celles de Stieffel (Nancy 1885) et de Jacquinet (Paris 1895).

On trouvera soit dans le texte, soit dans le relevé d'observations, soit enfin dans l'index bibliographique qui termine notre travail, l'indication de nombreux travaux. Mais nous craignons que la conclusion de toutes ces lectures ne soit celle qu'ont formulée naguère MM. Hérard, Cornil et Hanot dans leur traité de la Phtisie pulmonaire : « La question des rapports de la syphilis et de la phtisie pulmonaire n'est point encore complètement résolue ».

RAPPORTS.

Les rapports de la syphilis et de la tuberculose doivent être envisagés de trois manières :

1º Le syphilitique devient tuberculeux.

2º Le syphilitique présente concurremment des lésions pulmonaires syphilitiques et des lésions tuberculeuses.

3º Un phtisique avéré contracte la syphilis.

Malheureusement les documents ne présentent pas sous tous ces points une valeur égale. Si l'influence de la syphilis sur la tuberculose est considérée généralement comme néfaste, on ne s'entend pas sur la réciproque. Les travaux qui ont paru sur ce point visent surtout les manifestations de la scrofule : le célèbre *scrofulate de vérole* de Ricord est là pour en témoigner. Nous n'avons rien trouvé de précis relativement à la phtisie pulmonaire sur la marche de la syphilis ; aussi nous contentons-nous d'indiquer cette lacune sans y insister autrement.

FRÉQUENCE.

La fréquence de la syphilis chez les tuberculeux et
celle de la tuberculose chez les syphilitiques est fort
mal déterminée. Jacquinet rapporte trois statistiques :
ce sont, croyons-nous, les seules connues ; en tout cas,
il nous a été impossible d'en découvrir d'autres :

Thoresen ne trouve que 16 tuberculeux sur 318
syphilitiques ;

Sandwith sur 3 à 400 cas de tuberculose, déclare que
la syphilis existait chez « la plupart » des malades ;

Fräntzel a vu deux cent quarante sept fois la phtisie
survenir chez des syphilitiques (thèse de Jacquinet).

Somme toute, ces chiffres n'apprennent rien, et si l'on
n'avait, pour résoudre la question qui nous occupe, que
des documents aussi incomplets, il faudrait y renoncer.

Le relevé de Thoresen conduirait à admettre l'influence préservatrice de la syphilis ; celui de Sandwith,
au contraire, tendrait à la faire considérer comme une
cause active de la tuberculose. C'est simplement une
preuve de plus de l'inutilité et même du danger des
statistiques, quand on accepte leurs résultats en bloc
sans les discuter.

EPOQUE D'APPARITION.

Rien de plus variable que l'époque d'apparition de la tuberculose chez les syphilitiques.

Nous avons compulsé à ce point de vue une centaine d'observations, empruntées à divers auteurs ; voici le relevé :

Dans 2 cas, la tuberculose avérée préexistait à la syphilis ;

Dans 20 cas, l'âge de la syphilis n'est pas déterminé ;

Dans 22, la syphilis datait de moins d'un an, avec une fréquence marquée pour les premiers mois ;

La 2e année ne nous en fournit que 2 ;

La 3e année en donne 11 ;

La 5e année, 17 ;

De la 6e à la 8e année, nous en trouvons 4 ;

La 10e année en fournit 16 ;

La 13e, 1 ;

La 15e, 2 ;

La 16e, 1 ;

Enfin de 20 à 25 ans et au-dessus, on en trouve 11.

Deux paraissent dépendre de la syphilis héréditaire.

Il est facile de voir que le maximum correspond à la 1ᵉ année ; puis la 5ᵉ année et la 10ᵉ donnent deux autres maximum.

Les chiffres de la 20ᵉ année ont été fournis par des sujets atteints de syphilis pulmonaire dont la nature a été mise hors de doute par l'examen microscopique.

SYMPTOMATOLOGIE.

Les symptômes de la phtisie tuberculeuse supposée
parasyphilitique ne nous ont pas paru différer de ce qu'on
observe dans la phtisie ordinaire.

Le début peut être bruyant, marqué par une hémoptysie ou par une pleurésie. Peut-être la pleurésie
secondaire des syphilitiques n'est-elle autre chose
qu'une pleurésie tuberculeuse (1) ? Jacquinet fait remarquer qu'elle semble en tout cas constituer une prédisposi.
tion. Mais il semble que les accidents initiaux soient plus
souvent insidieux : c'est de la fièvre à retours vespéraux,
de l'amaigrissement, des sueurs.

Cet ensemble n'a pas grande valeur au début de la
syphilis, puisque la fièvre syphilitique s'accompagne
précisément d'accidents de ce genre. La toux, elle non
plus, n'a rien de caractéristique à cette période, la bron-

(1) Voir Rochon Pleurésie chez les syphilitiques, *thèse* de Paris,
1883.

chite syphilitique donnant lieu à une toux aussi opiniâtre, aussi pénible que la phtisie.

A une époque éloignée du début, qu'il existe ou non des lésions syphilitiques reconnues du poumon, les symptômes sont un peu plus caractéristiques. On sait en effet que le syphilitique tertiaire, atteint de gommes du poumon, conserve longtemps un bon état général, en désaccord avec les phénomènes stéthoscopiques: c'est le phtisique bien portant de Bazin. La diminution des forces, l'amaigrissement seront donc de nature à éveiller les soupçons. Mais il n'y aura encore rien de pathognomonique car des infections secondaires peuvent modifier la pneumosyphilose et lui donner l'apparence de la phtisie la plus vulgaire.

EVOLUTION. — MARCHE.

Très variable, l'évolution de la tuberculose greffée sur une syphilis, soit à titre de complication générale, soit comme infection secondaire au niveau d'un accident local ne se prête à aucune description d'ensemble.

Dans nos quatre faits, nous voyons :

Une tuberculose à marche rapide survenue cinq ans après le début d'une syphilis chez un alcoolique.

Une tuberculose à marche lente, ayant débuté dans la troisième année de la vérole.

Une phtisie fibreuse et une phtisie enrayée dans sa marche, toutes deux coïncidant avec des lésions tertiaires.

Or ce sont là des phénomènes dont on est journellement témoins, pour peu qu'on suive des phtisiques pendant un certain temps et qui se produisent en dehors de toute contamination syphilitique.

Tout ce qu'on est autorisé à dire, c'est que la tuberculose survenue dans les cinq premières années de la

syphilis, paraît avoir une marche plus rapide que celle
qui se manifeste plus tard ; que la tuberculose préexistante semble prendre une allure plus rapide ; tandis qu'au
contraire la tuberculose qui frappe les poumons concurremment avec la syphilis tertiaire affecterait plus volon-
tiers des allures chroniques avec tendance à la phtisie
fibreuse. S'agit-il d'une sorte d'hybridation ? Dans la
très intéressante autopsie que nous devons à M. Gouguenheim, les deux groupes de lésions étaient nettement
séparées ; chacune avait évolué pour son compte.

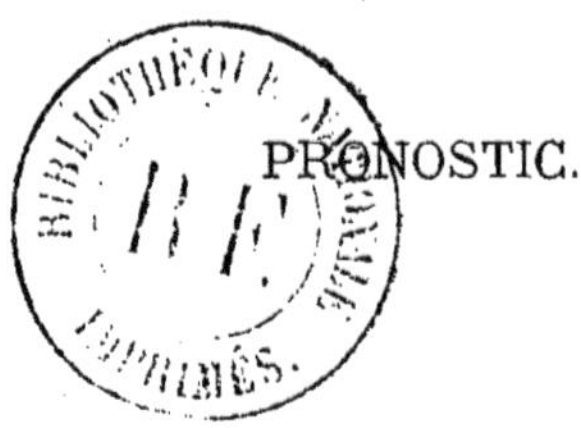

PRONOSTIC.

Pour M. Landouzy, la pire des associations morbides est celle de la syphilis et de la tuberculose. Mais il ajoute que c'est surtout dans les premières périodes de la syphilis que cette association est redoutable. Le relevé que nous avons donné plus haut est conforme à cette manière de voir. C'est en effet dans les premiers mois que la tuberculose acquiert son maximum de fréquence, et c'est aussi à cette période qu'elle semble le plus dangereuse.

Il est certain que la plupart des syphilitiques sont particulièrement malades vers le troisième mois, au moment où, après la seconde incubation, apparaissent les accidents superficiels cutanés et muqueux. En même temps, il existe de la fièvre; l'albuminurie est fréquente à ce moment. L'infection de l'organisme est profonde et se traduit par la fièvre, l'ictère quelquefois, la dépression des forces, l'amaigrissement, l'anémie; si le malade n'est pas immédiatement et énergiquement traité, il ne tarde pas à présenter des phénomènes généraux graves.

2 A

Il est évident qu'une infection nouvelle trouvera le terrain tout préparé, et qu'elle a des chances d'être grave. De même, une infection antérieure trouvera une excellente occasion de se réveiller.

Les localisations initiales de la syphilis doivent être prises en sérieuse considération. Nous aurons à rappeler plus loin les opinions de spécialistes autorisés qui voient dans la laryngite syphilitique un préliminaire fréquent de la phtisie laryngée. Il en est de même pour la bronchite. Dans un de nos faits, l'attention avait été attirée, dès le début de l'infection syphilitique, par l'intensité insolite des phénomènes thoraciques. On fera donc sagement de surveiller avec soin les malades qui présenteront au début de la syphilis des localisations de ce genre.

Sans en pouvoir donner la preuve, nous pensons qu'une syphilis bien traitée est moins exposée à l'infection secondaire par le bacille de Koch. Le fait n'est pas invraisemblable, puisque le traitement bien dirigé restaure rapidement l'état général et cicatrise les érosions, portes d'entrée probables du bacille tuberculeux chez la plupart des malades.

La notion d'une tuberculose préexistante est de nature à inspirer les plus grandes craintes : d'une part, il est probable qu'elle recevra un véritable coup de fouet ; d'autre part, elle semble dans beaucoup de cas mettre obstacle au traitement spécifique. Mais cependant, il n'y a pas à cet égard de règle absolue, et il est clair qu'entre un tuberculeux au début peu atteint, et un phtisique avéré, à fonctions digestives troublées, il y a un abîme.

La greffe d'un tubercule sur un syphilome tertiaire est évidemment une mauvaise condition. On n'oubliera pas cependant que cette cœxistence n'a pas toujours la même gravité et que de quelques faits, la tuberculose a semblé plutôt gênée qu'aidée dans son évolution par le voisinage des lésions syphilitiques. Monsieur Potain dit qu'étant donné que le malade est tuberculeux, il peut se faire que ce soit un bonheur pour lui d'être syphilitique. On peut toujours supposer que de pareils sujets n'étaient pas des prédisposés à la tuberculose, que la syphilis a préparé les voies et que celle-ci disparaissant, la tuberculose disparaîtra également ; les malades auraient donc des chances sérieuses de guérison.

En somme, il ne paraît pas y avoir de pronostic absolu : on n'en peut porter un qu'après examen approfondi du malade, de ses conditions d'existence, de ses tares héréditaires etc. Il est bon, en outre, de ne pas oublier que de même que pour les autres syphilis viscérales, les lésions ne sont réparables qu'à leur début ; si elles sont un peu anciennes, les modifications anatomiques des tissus sont définitives.

DIAGNOSTIC.

Nous ne consacrerons pas de très longs développements à ce chapitre. Celà tient à ce que tous les caractères cliniques sur lesquels on se base pour établir le diagnostic différentiel de la tuberculose et de la syphilis se réduisent en pratique à deux : la recherche du bacille de Koch dans les crachats et le résultat du traitement. Nous citerons cependant pour être complet, d'après M. le professeur Potain, (clinique de la Charité, Mars 1899), un certain nombre de caractères permettant de reconnaître l'origine spécifique dans les accidents pulmonaires :

1º L'absence de cachexie, des signes de cavernes avec un aspect relativement florissant feront penser à la syphilis.

2º Les malades pourront être anémiques, pâles, leur teint pourra prendre un aspect brunâtre spécial, mais ils ne présenteront pas le faciès tuberculeux caractéristique.

3° La fièvre sera médiocre ou même fera défaut.

4° Les hémoptysies seront rares, mais c'est un caractère peu important, car il existe des formes de tuberculose dans lesquelles les hémoptysies sont peu fréquentes ou manquent.

5° Toutes les fois qu'avec une lésion petite et bien circonscrite coïncidera une dyspnée intense, on se méfiera de la syphilis. Cette prédominance de la dyspnée se rencontre, il est vrai, dans la tuberculose fibreuse ; mais ce cas mis à part, le signe n'en garde pas moins sa valeur.

6° Une grosse caverne au milieu d'un poumon absolument sain sur le reste de son étendue, doit encore faire penser à la syphilis. Les lésions tuberculeuses sont au contraire progressives ; à une caverne sont juxtaposés des tissus manifestant déjà des signes de tuberculose moins avancée.

Tous les caractères de la phtisie pulmonaire, symptômes généraux et signes locaux, localisation de ces derniers, peuvent se retrouver dans l'évolution de la syphilis pulmonaire. Entre autres, une observation bien connue de M. Fournier, en donne la preuve. Ces caractères ne permettent donc de rien affirmer. On ne pourra donc se baser pour établir le diagnostic avec quelque certitude que sur la recherche du bacille de Koch dans les crachats et sur le résultat du traitement. Mais ce dernier signe est tardif et il importe de savoir que même avec des lésions syphilitiques avérées, le traitement peut échouer (voir en particulier la thèse de Bourdieu 1896).

Un seul signe serait alors pathognomonique, la présence du bacille de Koch. Encore ne constituera-t-il qu'un renseignement imparfait, car son introduction dans l'organisme peut être la conséquence d'une lésion syphilitique préexistante qui a servi de voie d'entrée au virus' surajouté; de plus, ce signe n'a de valeur qu'aux périodes avancées des lésions ; quand un malade présente les symptômes d'une excavation pulmonaire, l'absence dûment constatée du bacille de Koch dans les crachats rend probable l'existence des lésions syphilitiques ; mais au début l'absence du bacille laisse le diagnostic incertain (1).

---

(1) M. Fournier donne quelques caractères permettant à l'autopsie de différencier la gomme du tubercule. Ces caractères sont basés sur le siège, le nombre, le volume, la couleur et la consistance.

Siège : La gomme n'affecte généralement qu'un poumon et peut siéger dans n'importe quel point de ce poumon, que ce soit au lobe supérieur, moyen ou inférieur mais assez rarement cependant au sommet. La tubercule peut au contraire occuper les deux poumons et de préférence le sommet.

Nombre : Les gommes pulmonaires, contrairement aux tubercules, sont habituellement peu nombreuses, parfois uniques.

Volume : La gomme est généralement plus volumineuse que le tubercule.

Couleur : La gomme est toujours blanche ou jaune : à une certaine période, le tubercule est demi transparent.

Consistance : La gomme est plus consistante que le tubercule.

PATHOGÉNIE.

Le problème pathogénique est des plus complexes. Il
est facile de se contenter d'une affirmation et de dire
que la syphilis engendre la tuberculose. Il est moins
facile de comprendre et d'expliquer le pourquoi de cette
infection secondaire.

Il est bien évident que l'idée de Hunter est fausse,
puisque des syphilitiques avérés, guéris ou non, peuvent
devenir phtisiques ; puisque, d'autre part, un phtisique
est apte à contracter la syphilis au même titre qu'un
sujet sain. La question n'est donc plus de discuter une
incompatibilité qui n'existe pas, mais au contraire
d'établir par quel mécanisme les deux virus cœxistent
chez le même individu et dans quelle mesure l'un aide
l'autre.

Un premier écueil, c'est de ne voir chez le syphilitique
qui devient tuberculeux que l'influence de la syphilis,
sans tenir compte des conditions accessoires. Un second
danger, c'est de considérer comme accessoires des

circonstances qui doivent précisément être mises au premier plan.

Nous allons examiner successivement l'influence propre de la syphilis, et celle des conditions secondaires, qui, disons-le dès maintenant, nous paraissent avoir une importance considérable.

A. — INFLUENCE PROPRE DE LA SYPHILIS.

Action générale de la maladie. — Action locale des lésions spécifiques.

La syphilis en tant que cause générale, semble avoir le même mode d'action qu'une maladie infectieuse quelconque. On a décrit sous l'impulsion des belles leçons de M. Fournier, des maladies parasyphilitiques ; c'est surtout dans le domaine du système nerveux que cette étude a été faite. Mais rien n'autorise à comprendre la phtisie dans ce cadre. Tout au moins, elle ne semble pas mériter plutôt le nom de parasyphilitique que celui de paravariolique, paratyphique, pararubéolique.

On a cependant cherché à expliquer scientifiquement la fréquence — fréquence d'ailleurs discutable — et surtout la gravité de la phtisie chez les syphilitiques. Avec les idées modernes, il était naturel d'en chercher l'origine dans des modifications du sérum sanguin. C'est ce qu'a fait Chrétien dont les expériences ont consisté à injecter d'abord à des cobayes du sérum de syphilitiques et à leur inoculer ensuite la tuberculose, en présence de témoins qui ne recevaient que du bacille de Koch. Il lui a paru que les cobayes de la première série succombaient plus vite que les témoins. Mais sans nier l'intérêt de ces expériences, il est permis de leur adresser une grave critique : c'est que le cobaye n'est pas apte à contracter la syphilis. On peut donc se demander si une injection d'un sérum quelconque n'eût pas produit les mêmes résultats, et si la mort plus rapide des animaux inoculés n'a pas été simplement due à une sorte d'intoxication dans laquelle le virus syphilitique n'entrait probablement pour rien. Quant à présent, nous pouvons dire que si l'action débilitante de la syphilis chez certains individus n'est pas contestable, nous n'en connaissons pas le mécanisme.

La question est plus difficile à résoudre en ce qui concerne le rôle des lésions syphilitiques en tant que porte d'entrée. Cependant ce rôle contesté par les uns, affirmé par les autres, ne paraît pas pouvoir être mis en doute ; mais il est certain que l'inoculation secondaire du bacille de Koch au niveau d'accidents syphilitiques a pu attirer l'attention des observateurs, et il est remarquable que cette éventualité ne soit mentionnée ni dans la thèse d'agrégation de Hanot, ni dans la thèse inaugurale de Verchère. Pour ce dernier, la chose est d'autant plus surprenante qu'il a vu l'association de la tuberculose et de la syphilis ; sa thèse renferme plusieurs observations démonstratives. Mais dans ces faits, la syphilis ne semble pas avoir joué d'autre rôle que celui d'un agent débilitant quelconque.

Les accidents cutanés ne semblent pas avoir servi de porte d'entrée. Cependant une observation de Verchère pourrait s'interpréter dans ce sens. Mais nous ne connaissons pas d'exemple démonstratif. Il semble d'ailleurs que les érosions syphilitiques soient pour les divers microbes pathogènes un mauvais milieu de culture. On sait que les adénites secondaires paraissent s'infecter rarement, bien que la plaque muqueuse ou la syphilide cutanée qui en est le point de départ siège dans une région riche en infections de toute sorte ; bouche, fosses nasales, organes génitaux de la femme, anus, etc. Mais ce n'est qu'une apparence, et ce qui n'est pas commun, pour les affections banales et vulgaires, est beaucoup moins rare en ce qui concerne les bacilles de Koch. Bazin a décrit la suppuration scrofuleuse des ganglions syphilitiques ; M. Fournier (article Bubon, nouveau Dict. de Méd. et de Chir. prat.) décrit l'adénopathie syphilo-strumeuse comme une lésion très fréquente. La même opinion est soutenue par Rollet, Després, Jullien, Verneuil et enfin par Ramonat qui en rapporte dans sa thèse des exemples probants. Malheureusement cette thèse a été écrite en 1883. Or, à cette époque, le bacille de Koch, bien que découvert depuis un an, était encore mal connu ; on ne le recherchait pas, en sorte que la nature tuberculeuse de ces adénites pouvait être discutée. La même critique peut être adressée au travail de Dodin (1881).

Mais la nature tuberculeuse fût-elle bien démontrée, qu'il y aurait encore place pour une objection. On peut, en effet, se demander si des infections secondaires ne sont pas venues exalter la virulence des bacilles inclus dans les ganglions depuis longtemps. Le caractère « chaud » des adénites décrites par les divers auteurs est tout à fait en faveur de cette hypothèse qui réduirait considérablement l'importance pathogénique du virus syphilitique.

L'influence des lésions spécifiques laryngées et bronchiques est mieux établie et la transformation de ces lésions s'est parfois effectuée sous les yeux de l'observateur. Avancé par Badier, le fait a été vérifié par Tessier (1880), par Granier, par M. Landouzy.

Granier (Soc. de thérap., 1885), insiste sur ce fait que tout syphilitique qui devient tuberculeux présente de la laryngopathie : il va même jusqu'à rechercher systématiquement la syphilis chez tous les tuberculeux du larynx, et déclare que souvent il la trouve. M. Landouzy n'hésite pas à considérer le laryngopathe syphilitique « comme ayant des titres acquis pour une candidature « à une tuberculose laryngée qui peut s'ouvrir d'un jour « à l'autre. »

Ce qui est vrai pour la syphilis secondaire paraît l'être également pour les lésions tertiaires.

Mais nous ferons remarquer que toute laryngite peut servir de point de départ à la tuberculose, et que toute irritation, parole, cris, fumée, laryngite infectieuse, est

apte à devenir pour le bacille de Koch, une porte d'entrée
(Krishater, Peter, etc.).

La bronchite secondaire, signalée en Allemagne par
Schnitzler, en France par MM. Lancereaux, Mauriac
est susceptible aussi de servir de porte d'entrée au
bacille. M. Landouzy la qualifie de *vestibulum tabis* au
même titre que la rougeole ou la coqueluche. Nous en
possédons deux exemples; on les trouvera à la fin de
notre travail. Ce n'est en somme qu'un chapitre spécial des infections bronchiques bien étudiées par
M. Claisse.

Ce qui est vrai pour les accidents secondaires l'est-il
également pour la syphilis tertiaire? Sans être très abon-
dants, les faits connus sont assez nombreux pour auto-
riser l'affirmation. Nous en possédons un personnel. Un
des cas de M. Potain est bien net à cet égard.

Ainsi, la syphilis semble constituer, par les lésions
qu'elle détermine, une cause d'appel, d'inoculation pour
le bacille de Koch. Avec les idées régnantes, cette cons-
tatation peut suffire. Nous croyons cependant qu'elle ne
suffit pas. Tous les syphilitiques, et c'est fort heureux,
ne subissent pas cette inoculation. Peut-être même en
a-t-on exagéré la fréquence. Qu'on ne voit pas dans ce
doute un manque de foi dans la parole de nos maîtres.
Ce qu'ils ont dit, ils l'ont vu. Mais ont-ils pu voir toutes
les faces de la question? Et ne nous permettront-ils pas,
à nous modeste étudiant, d'émettre simplement cette
opinion : que le milieu spécial qu'ils ont exploré a pu

peut-être contribuer à les rendre pessimistes ? En effet, on sait qu'en matière d'infection la graine ne suffit pas, il faut aussi le terrain.

La nécessité d'une préparation antérieure est plus évidente dans les cas où la lésion locale est éteinte depuis longtemps, où le syphilitique devient tuberculeux après des années de bonne santé apparente. Mais, est-ce une raison pour lui refuser toute importance quand on peut découvrir le point d'inoculation ? Ces considérations nous amènent à l'examen des conditions accessoires que nous allons maintenant passer en revue.

B. — INFLUENCE DES CONDITIONS ACCESSOIRES.

En première ligne vient l'hérédité. Nous n'ignorons pas que le rôle de ce facteur a été très diversement apprécié. Après en avoir vu l'origine de toutes les phtisies et la condamnation de tous les phtisiques, on en est arrivé à lui dénier toute importance. C'est évidemment aller trop loin, et la fréquence des antécédents héréditaires dans la tuberculose, surtout dans quelques unes de ses formes, ne peut s'expliquer par une simple coïncidence. D'abord l'hérédité existe certainement, puisque l'on connaît des cas, à la vérité peu nombreux, mais indéniables, de tuberculose congénitale ; ensuite, les adversaires les plus convaincus de l'influence héréditaire reconnaissent que les descendants des tuberculeux sont plus vulnérables que les autres, et plus accessibles au bacille de Koch. Nous n'avons pas à discuter ici cette grave question, encore moins à prendre parti, mais nous devons en dire un mot, car la tuberculose se retrouve avec une fréquence remarquable dans les antécédents familiaux des syphilitiques tuberculisés. Les 16 phtisiques observés par Thoresen sur plus de 300 syphilitiques offraient tous une tare héréditaire. Le même fait se retrouve dans une observation de M. Potain.

Mais chez beaucoup de malades, l'hérédité ne peut être incriminée ; il faut donc chercher autre chose.

Les maladies antérieures semblent occuper une place assez restreinte. Lorsqu'elles figurent dans les antécédents, il s'agit généralement de maladies très débilitantes. Le paludisme invétéré, la dyssenterie, les maladies coloniales sont notées dans deux cas de Jacquinet. Bien entendu, nous ne faisons pas figurer ici les antécédents nettement tuberculeux, adénites, ostéites, otites, il ne s'agit alors que d'un réveil, ou peut-être de la continuation d'une tuberculose préexistante, et il est évident que toute maladie pourrait jouer le même rôle que la syphilis en pareil cas.

L'hygiène du malade peut revendiquer une large part dans l'éclosion de la tuberculose. Nous avons signalé plus haut la fréquence relative des accidents dans les premiers temps de la syphilis. Si l'on ne tient compte que du fait brut, il est tout à fait en faveur de ceux qui la considèrent comme une maladie phtisiogène. Mais si l'on examine les cas de plus près, que trouve-t-on ? L'immense majorité des malades appartient à la population de l'hôpital ; ce sont des misérables, mal nourris, mal logés, pour qui la syphilis n'a été qu'une misère de plus. Quelques uns cependant semblent faire exception. Examinons les cas qui nous sont personnels.

La femme L..., a subi de violents chagrins et supporté de grandes privations.

Chez la femme S..., une série de grossesses et de fausses couches, jointes à des excès de travail, ont débilité l'organisme. Il est juste de faire remarquer que l'amélioration survenue dans les accidents tuberculeux a coïncidé avec une meilleure hygiène.

Dans le cas de C, il s'agit d'un homme qui, malgré son apparence robuste, était en réalité un affaibli débilité par l'alcoolisme.

Il importe de nous arrêter ici pour insister sur la très grande importance de l'intoxication alcoolique dans l'étiologie de la tuberculose. D'autres l'ont fait plus éloquemment et surtout avec plus d'autorité que nous : mais il importe de remarquer que l'alcool paraît avoir ici une double action ; il crée les syphilis alcoolisées si graves auxquelles M. Fournier a consacré souvent ses leçons ; en sorte qu'il rend à la fois la syphilis plus maligne et l'organisme moins résistant. Or, les antécédents alcooliques sont fréquemment notés dans l'histoire des tuberculoses secondaires à la syphilis.

Une part doit être faite aussi à l'influence des émotions

dépressives et du chagrin. On sait avec quelle intensité la syphilis agit sur le système nerveux de certains malades. Ils se croient déshonorés, ils sont convaincus que leur maladie est incurable. Dans de pareilles conditions, ils sont accessibles au premier microbe pathogène qui voudra d'eux.

L'influence du traitement peut-elle être incriminée ? La chose est évidemment possible avec un traitement mal conduit, poussé, comme le voulaient les médecins d'autrefois, jusqu'à l'intoxication. Mais de tels faits sont rares aujourd'hui. On en trouve cependant quelques exemples. Chez une des malades citées par Jacquinet, une intoxication thérapeutique paraît avoir été *en partie* cause de la tuberculisation. Nous disons en partie, car il suffit de lire l'observation pour s'apercevoir qu'on ne saurait l'incriminer seule.

Un point intéressant serait la recherche des tares viscérales ; la fréquence des déterminations rénales n'est pas contestable : celle des lésions hépatiques ne l'est pas davantage : il serait important de savoir dans quelle mesure une altération préexistente du foie ou des reins peut influer sur l'évolution et les complications d'une syphilis, et quelle peut être la part des viscéropathies spécifiques dans l'éclosion de la phtisie. L'absence de documents certains ne permet pas une conclusion précise. La pathologie générale nous apprend que les altérations des organes de défense rendent l'organisme plus vulnérable : c'est tout ce qu'on a le droit de dire en ce qui concerne la syphilis.

Peut-être s'étonnera-t-on de ne pas avoir encore rencontré le mot de contagion. Il est très évident que les bacilles de Koch ne se sont pas développés spontanément : il faut de toute nécessité qu'ils aient été pris ailleurs. Mais tous, syphilitiques ou non, nous sommes exposés à la contagion, le bacille de Koch est partout : il y en a dans les poussières de la rue, dans les tapis qu'on secoue au mépris de l'hygiène la plus élémentaire, dans les voitures, les omnibus, les wagons de chemin de fer et cependant tout le monde n'est pas atteint. Les syphilitiques eux-mêmes échappent souvent à la contagion, même s'ils sont soignés à l'hôpital, où les chances de contamination sont au maximum.

La syphilis ce « grand branle-bas » de Ricord, ne suffit donc pas à provoquer l'apparition de la phtisie, il faut autre chose.

On ne peut évidemment, à l'heure actuelle, envisager la question avec le laisser aller d'autrefois. Il ne suffit plus de constater chez un malade les signes de la phtisie pour accepter l'origine tuberculeuse de son mal : nous sommes maintenant obligés de reconnaître que les symptômes de la phtisie peuvent être communs à des maladies fort différentes. L'auscultation ne nous renseigne, en somme, que sur l'état physique du poumon et ne nous apprend rien de précis sur l'origine des lésions constatées. L'examen des phénomènes généraux n'autorise pas davantage une conclusion absolue : nous sommes maintenant habitués à rechercher l'agent spécifique, et nous n'acceptons le diagnostic de tuberculose qu'après découverte du bacille de Koch dans les crachats, ou après la mort, dans les foyers tuberculeux. L'absence de ce criterium rend bien incertaines ou pour mieux dire bien suspectes les observations des auteurs anciens et même quelques faits contemporains.

TRAITEMENT.

Un fait sur lequel tous les auteurs insistent, c'est la déplorable influence du traitement antisyphilitique sur la marche de la tuberculose. Mais il est un autre point sur lequel tous s'entendent également : c'est l'utilité et l'efficacité d'un traitement hygiénique bien dirigé pour prévenir l'invasion de l'organisme par le bacille de Koch et diminuer les dangers que cause sa présence.

Nous aurons donc à examiner successivement le traitement curatif et le traitement prophylactique.

Le traitement curatif de la syphilis repose, on le sait, sur l'administration du mercure et de l'iodure de potassium isolés ou associés. Nous devons nous demander d'abord quels résultats ces médicaments donnent chez les phtisiques.

L'iode sous toutes ses formes a été — est encore — prescrit par beaucoup de médecins.

Depuis les inhalations de vapeur d'iode métallique condamnées à juste titre par Pidoux, jusqu'aux injections d'iodoforme dissous dans l'huile, toutes les préparations contenant de l'iode ont été essayées. Mais la plus employée a été l'iodure de potassium. Chez un syphilitique, ce sera évidemment l'iodure qu'on sera tenté de prescrire.

Germain Sée le conseille dans la phtisie apyrétique ; M. Lépine dans la phtisie aiguë ; Stueker dans la phtisie fibreuse. Daremberg cite une observation de M. Landouzy où l'iodure fit merveille chez une phtisique avérée ; mais il ajoute immédiatement qu'il n'ordonne plus d'iodure aux tuberculeux, depuis qu'il a vu mourir deux malades chez qui l'emploi de ce médicament paraît avoir provoqué des accidents mortels.

Quant au mercure, on l'a donné de propos délibéré à des phtisiques avérés, comme antiparasitaire. Les injections directes de bichlorure de mercure (Truc) dans le poumon, les frictions mercurielles (Kubassow), le calomel (bien entendu nous ne parlons pas ici de l'emploi du calomel dans la méningite) ont été essayés, et s'ils ont paru quelquefois rendre des services, il faut reconnaître que « l'histoire des applications des composés mercuriels au traitement de la tuberculose pulmonaire a été une longue suite de déceptions » (Daremberg). MM. Potain, Landouzy accusent le mercure d'avoir aggravé les accidents de la tuberculose. M. Balzer (cité par Jacquinet) admet que la tolérance des tuberculeux pour le mercure est très inégale.

Cependant, à côté de faits où cette influence nuisible

des composés hydrargyriques n'est pas douteuse, il en existe d'autres où elle s'est montrée sinon bienveillante, au moins inoffensive. Nous en relatons deux et nous en empruntons un autre à la thèse de Faget.

Il ne faut donc pas accepter en bloc les affirmations : il convient de les discuter, c'est ce que nous allons faire maintenant. Tout phénomène suppose une cause : peut-être est-il possible de la dégager et de se rendre compte de l'origine de cette intolérance certaine, indiscutable de certains phtisiques, pour les composés iodiques et mercuriels.

Tout d'abord, il est certain qu'un tuberculeux très avancé ou atteint de la forme galopante, supporte mal un traitement actif quelqu'il soit. Il n'est donc pas juste de rendre l'iodure ou le mercure responsables de l'aggravation observée en pareil cas ; toute médication active aurait évidemment les mêmes inconvénients, et le plus sage serait peut-être, dans de pareilles conditions, de ne pas prescrire de traitement antisyphilitique, puisque le bénéfice risque d'être nul alors que le danger est certain. *Primum non nocere* dit un vieil adage que l'on ne doit jamais oublier.

Chez de nombreux malades, les fonctions digestives sont déjà en mauvais état du fait de la tuberculose : si au lieu d'entourer de soins pieux, comme disait Peter, l'estomac d'un phtisique, on s'obstine à lui faire ingérer de l'iodure et du mercure, il est clair qu'on apportera une entrave à son alimentation et que ses chances de guérison diminueront d'autant.

Il en sera de même si le médecin laisse se produire des accidents de stomatite ou d'entérite. Il est clair que de pareils désordres, en empêchant l'alimentation, ne peuvent que favoriser le développement et l'extension de l'infection tuberculeuse. Mais là encore, c'est la mauvaise direction du traitement et non le traitement lui-même qu'il faut incriminer.

Les accidents congestifs suivis d'hémoptysies et d'extension des lésions semblent bien être imputables à l'action des médicaments (Lassar, Frantzel). Mais encore faut-il tenir compte des circonstances adjuvantes : tempérament arthritique du malade, efforts, refroidissement, fatigues. Même, la syphilis pulmonaire pure peut s'accompagner d'hémoptysies graves en dehors de toute influence thérapeutique. Nous sommes très loin de vouloir nier l'action hémorrhagipare de l'iode et de ses composés ; celle du mercure est moins certaine : mais toujours est-il que le post hoc ergo propter hoc, si souvent appliqué aux questions de médecine, ne constitue pas une raison suffisante au point de vue scientifique.

On a invoqué aussi un dernier ordre d'arguments, bien démodé aujourd'hui, mais dont nous devons dire un mot, à cause des noms considérables qui s'y rattachent.

On sait que Cruveilhier n'hésite pas à accuser le mercure de provoquer dans les bronches l'éclosion de tuber-

cules: Laennec avait déjà émis des doutes sur la réalité
du fait.

On sait aujourd'hui que le clinicien avait raison et que
l'illustre anatomiste avait été induit en erreur par de
fausses apparences.

Si nous essayons maintenant de résumer ce qui pré-
cède, nous voyons qu'en définitive les tares viscérales,
la mauvaise direction du traitement, la cachexie tuberculeuse avancée, sont, bien plus que les agents médicamenteux, responsables des désastres. La conséquence de
ce fait, c'est que la syphilis pourra être traitée chez un
phtisique, sans crainte et sans péril, si l'on sait reconnaître et éviter ces écueils. Celà revient à dire qu'il faut
examiner les malades à fond, principe très élémentaire
et cependant souvent méconnu.

Nous croyons donc, en définitive, possible de traiter
la syphilis chez un sujet tuberculeux, d'autant plus que
dans une certaine mesure, les deux maladies peuvent et
doivent être soumises au même moyen thérapeutique :
l'hygiène.

Les soins corporels et une bonne aération tiennent une
place importante ; mais c'est surtout l'alimentation qu'il
faut surveiller. La diète de Broussais, et de ses disciples
n'a engendré que des désastres ; il faut nourrir les malades mais en continuant leur régime de façon à éviter de
surcharger l'estomac et de provoquer l'apparition d'accidents dyspeptiques. On évitera tout excès, et particulièrement l'abus de l'alcool, aussi funeste à une maladie

qu'à l'autre. On s'adressera pour l'alimentation aux substances riches en aliments nutritifs : viande crue, œufs, poisson (qui est riche en graisse et en phosphore), légumes secs etc. On ne craindra pas d'instituer le régime lacté si l'état des reins ou de l'appareil digestif le réclame.

Il n'y a pas, chez un syphilitique, de contrindication à l'emploi d'antiseptiques pulmonaires : on pourra donc, s'il y a de la bronchite, et surtout si les caractères de cette bronchite sont un tant soit peu suspects, lui administrer la créosote et ses succédanés, qui sont, comme le dit M. Bouchard, ce que nous avons de moins mauvais. Mais comme il est de la plus haute importance de ménager le tube digestif, nous estimons qu'il y a chez le syphilitique tuberculeux, qu'il soit à la période secondaire ou plus avancé, indication d'user pour l'administration des mercuriaux, de la voie hypodermique ou de la voie cutanée : de même, la créosote, le gaïacol devant être donnés soit en injections, soit si l'on préfère, par voie rectale, sous formes de suppositoires ou de lavements.

Nous ne saurions trop insister sur la nécessité de prévenir par une hygiène appropriée, l'invasion possible de la tuberculose chez le syphilitique que ses antécédents rendent suspect.

Alimentation, aération devront être conseillées et surveillées avec soin ; l'hydrothérapie bien conduite peut rendre aussi des services. Enfin on s'efforcera de restreindre les chances de contagion.

*Syphilis datant de 2 ans 1/2. — Excès, mauvaise hygiène.
— Phtisie bacillaire à marche rapide.*

M. Ch..., contracte la syphilis en octobre 1896 à l'âge de
26 ans. Petit chancre du sillon balano-préputial : à la suite,
plaques muqueuses gutturales et linguales, roséole peu intense,
fièvre pendant une semaine environ. Pas de complications
appréciables. Le malade est, en apparence, exceptionnellement
robuste. Jamais il n'a fait de maladies graves ; rien à noter au
point de vue de la tuberculose dans ses antécédents de famille.
Père goutteux, mort à 50 ans ; mère actuellement vivante, bien
portante ; une sœur en bonne santé.

M. Ch. soigne très bien sa syphilis au point de vue pharma-
ceutique. Il absorbe régulièrement chaque jour 5 centigrammes
de protoïodure de mercure en pilules, du chlorate de potasse, a
soin de sa bouche et de ses dents. Malheureusement son
hygiène est très défectueuse.

Il fume beaucoup et rien ne peut le décider à cesser ou tout
au moins à diminuer l'usage du tabac. Son logement est défec
tueux, mal aéré. Son alimentation est suffisante, malheureusement il s'alcoolise : 5 à 6 apéritifs par jour, du cognac ou du
rhum à la fin de chaque repas ; passe ses soirées au café ; se
couche à 2 heures du matin, ou même ne se couche pas du tout.

Il en résulte que sa syphilis ne s'améliore guère : en 1898, il
a encore de temps à autre des poussées de plaques muqueuses.

Vers le milieu de 1898, il commence à tousser et à maigrir.
Un médecin consulté, connaissant les antécédents, pense que
malgré la localisation des signes au sommet, il peut s'agir de

syphilis pulmonaire. L'examen des crachats est pratiqué et décèle une quantité considérable de bacilles de Koch (juillet 1898). Il cesse le traitement mercuriel. A partir de ce moment, les forces du malade déclinent rapidement. Malgré un traitement créosoté intensif, qui d'ailleurs est mal supporté, malgré un séjour à la campagne, dans de bonnes conditions, l'état ne s'améliore pas. Il y a de la fièvre quotidienne, des sueurs nocturnes et l'amaigrissement rend le malade méconnaissable. Au commencement de novembre, le sommet droit est excavé, le sommet gauche en plein ramollissement.

Nous avons appris la mort de M. Ch. survenue au mois de février 1899.

OBSERVATION II (personnelle).

Madame S..., 36 ans. Deux enfants bien portants ; le plus jeune a 12 ans. Il y a 8 ans, une fausse couche à 3 mois. Une seconde à 5 mois environ, il y a 5 ans. A cette époque, Mme S. se souvient avoir eu des maux de gorge ; avoir perdu ses cheveux. Son mari l'a conduite à un médecin qui lui a proscrit des pilules. Elle en a pris une centaine.

Elle aurait commencé à tousser et à maigrir vers la fin de 1897. A ce moment, elle a été soumise à un traitement créosoté qui paraît avoir donné de bons résultats. Au mois de mai 1899, son état est assez bon : elle a un peu engraissé, n'a plus de sueurs la nuit mais tousse encore beaucoup. Elle commence à respirer difficilement, et sa respiration fait entendre un bruit de cornage. Elle consulte un spécialiste des maladies du larynx, qui diagnostique un rétrécissement syphilitique de la trachée, et prescrit des frictions mercurielles et 4 grammes d'iodure de potassium. Mais les deux médications sont mal supportées : les frictions provoquent un érythème douloureux, ne sont pas faites régulièrement et l'iodure très mal toléré, amène de tels inconvénients que la malade refuse d'en continuer l'usage.

Nous l'examinons à ce moment et nous constatons ce qui suit :

Le sommet gauche est sonore à la percussion : à l'auscultation, on n'entend pas de râles ; on note seulement de l'expiration prolongée et la respiration est affaiblie. Au-dessous, respiration rude, quelques râles humides disséminés, frottements pleuraux tout à fait à la base.

A droite, sommet normal. En arrière, dans la fosse sus-épineuse respiration supplémentaire. Au-dessous de l'épine de l'omoplate, respiration soufflante ; râles humides nombreux, frottements pleuraux, rien à la base.

L'examen de l'expectoration révèle quelques bacilles de Koch qui se colorent difficilement (influence de l'iodure ?)

En raison de l'intolérance de la malade pour les frictions et l'iodure, et de la nécessité d'agir vite. Mme S. est soumise aux injections de calomel. La première est pratiquée le 13 mai 1899; la seconde, le 25 du même mois ; la dernière le 6 juillet. Il y en a eu 5 en tout, de 0 gr.50 centigrammes chaque. Le 15 juillet, l'état est le suivant.

L'état général s'est notablement relevé. La malade a engraissé et respire mieux. A gauche, il n'y a pas de changement appréciable dans les signes stéthoscopiques. Mais à droite, il y a seulement un peu d'affaiblissement de la respiration ; il n'y a plus ni souffles ni râles.

OBSERVATION III.

(Communiquée par notre ami le Dr Blondel).

Mme L..., 30 ans. Contracte en 1893 la syphilis de son mari. Comme celui-ci lui dissimule soigneusement son mal, elle met sur le compte de la fatigue les pertes blanches qui surviennent et l'apparition d'une double adénite inguinale, peu marquée et indolore. La seule chose qui la préoccupe, c'est qu'elle tousse, a de la fièvre et maigrit.

Elle consulte à ce moment le docteur Blondel qui trouve : une bronchite assez légère, une adénopathie bronchique très marquée : pas de prédominance des signes de bronchite aux sommets, rien à la percussion. Roséole très confluente : plaques muqueuses vulvaires et gutturales.

Le traitement antisyphilitique amène une amélioration rapide. La malade très anémiée engraisse ; les plaques disparaissent. Le traitement est continu pendant un an, puis la malade est perdue de vue.

Elle revient consulter le docteur Blondel en octobre 1898. A ce moment, elle offre tous les signes fonctionnels et physiques de la tuberculose : le sommet droit est ramolli : il y a de nombreux bacilles de Koch dans les crachats. Traitée par les injections de gaïacol iodoformé, la suralimentation, etc., elle s'améliore assez rapidement. Est toujours en traitement à l'heure actuelle.

Observation IV. (personnelle).

X..., 40 ans, garçon de cuisine, entré à la Pitié en novembre 1899, avait sept ans auparavant (fin 1892) contracté la syphilis. Il fut traité durant cinq mois et demi à l'hôpital Saint-Louis. Pendant trois ans, il prit de l'iodure, du sirop de Gibert et des pilules de protoïodure. Il dit s'être très bien soigné : on peut cependant mettre en doute cette affirmation, d'autant plus qu'il avoue s'être souvent livré à la boisson. Il s'enrhume facilement au commencement des hivers. En 1896, il a une hémoptysie. Depuis ce temps, l'état général devient moins bon. Notre malade tousse, maigrit, perd ses forces, s'essouffle facilement ; l'appétit est diminué et les digestions sont pénibles.

A son entrée à l'hôpital, on constate qu'en dépit du temps écoulé depuis le début de ses accidents le malade ne présente à l'examen que des signes de tuberculose peu avancée : à droite, en avant et en arrière, on observe de la diminution de sonorité et une plus grande résistance au doigt ; à la région sous claviculaire, râles sous crépitants et souffle ; en arrière, mêmes signes mais moins accusés : d'où infiltration tuberculeuse au deuxième degré ou au début de la période de ramollissement ; à gauche, on n'a guère que des signes du premier degré: c'est-à-dire respiration rude, légèrement soufflante, peu de râles qui sont plutôt des craquements. Dans les crachats, l'on trouve quelques bacilles de Koch. Le cœur est normal, le foie semble un peu hypertrophié. Le malade prend de l'iodure, de l'huile de foie de morue et est soumis à un régime reconstituant. Au bout de cinq semaines, les forces du malade se sont relevées d'une façon sensible; l'appétit est revenu, les digestions sont meilleures, la toux a presque cessé; aussi X..., se croyant complètement guéri demande à quitter l'hôpital. Au point de vue des signes stéthoscopiques, on constate une grande amélioration, principalement à droite où l'on n'observe plus guère que quelques craquements secs, limités au sommet et en outre une légère submatité à ce même niveau ; à gauche, on perçoit toujours quelques craquements.

Noms des Auteurs	Âge de la Syphilis	Lésions syphilitiques concomitantes	Marche de la tuberculose	Traitement suivi	Hérédité	Contagion	Tares viscérales	Hygiène
Guidone. Riforma med., 1893	5 ans.	?	Rapide.	Pas de traitement antisyphilitique antérieur.	?	?	Diarrhée.	Très négligée.
Id.	Hérédo-syphilis.	Syphilis laryngée	Id.	Traitement sans effet.	?	?	?	?
Dussaussoy. Soc. anat., 1876.	25 ans.	Accidents tertiaires graves antérieurs.		Traitement antisyphilitique suivi régulièrement, sans effet sur la tuberculose.	?	?	Altérations diverses	?
De Renzi. France médicale, 1887, t. II, p. 1522.	Récente.	Syphil. pharyngée	?	Améliore les lésions syphilitiques.	?	?	?	?
Réthi.	8 ans.	Gommes et syphilides diverses	Lente.	KI. Sublimé. Action favorable.	?	?	?	?
Gouguenheim. Soc. méd. des hôpitaux, 1879.	Ancienne.	Id.	Assez rapide	Effet favorable. Arrêt de la tuberculose. Récidive de celle-ci après suspension du traitemt qui n'est pas supporté à ce momt.	?	?	?	?
Hirschfeld. Deut. d. Arch. f. médecine, 1874.	Quelques mois.	?	Rapide.	?	?	?	Diarrhée.	?
Jacquinet. Thèse de Paris, 1895.	5 mois. La tuberculose existait déjà.	Syphilides ulcéreuses du front.	Assez lente.	Mercure mal supporté. Amélioré par la créosote.	?	?	?	?
Id.	Id.		Rapide.	Mercure bien supporté.	?	?	?	?
Id.	1 an. Tuberculose datant de 4 ans.		Id.	Traitement spécifique administré *in-extremis*. Mal supporté.				
Id.	7 mois.		Id.	Frictions sans résultat.	Nulle	?		Défectueuse
Id.	Quelques semaines. Probablemt tubercul. avant.	Accidents secondaires.	Id.	Pas indiqué.	Positive		?	?
Id.	30 ans.	Syphilis laryngée	Lente.	KI. Bien supporté	?	?	?	?
Id.	20 ans.	Syphilides pigmentaires.	Id.	KI HG. Amélioration.			Bronchopneumonie.	Id.
Id.	7 ans.	Tr. de syphilides. Gomme du tibia.	Id.	Prolongé 6 ans.				
Potain. Gaz. des hôp., 1888.	4 ans.	Pneumopathie.	Rapide.	?	?	?	?	?
Potain. Union méd., janv. 1894	2 ans.		Rémittente.	KI et Hg bien supporté à la 1re.	?	?	?	?
Sokolowski. Deutsch. med. Woch, 1893.	14 ans 1/2.	Pneumopathie.	Id.	KI et Hg bien supportés. Amélioration nette.	?	?	?	?
Cantani. (In th. Jacquinet.	8 ans.	Gomme pharyngée	Rapide.	?	?	?	?	?
Potain. Gaz. des hôp. 1888.	?	Hémiplégie.	Id.	Mal dirigé et mal supporté.	Nette		Stomatite mercurielle intense	?
Stieffel. Th. de Nancy. 1884.	Quelques mois. Tuberculose antérieure.	Accident primitif.	Id.	Bien supporté.	?	?	?	?
Id.	1 an. Tuberculose antérieurement.		Id.	Nul.				
Id.	3 mois.	Syphilid. secondres	Assez rapide	Assez régulier.	Nette	?	?	Détestable
Faget. Th. de Paris, 1896.	?	Avortements.	Lente.	Bien supporté, mais effet nul.	Id.		?	?
Personnelle.	4 à 5 ans.	Rien.	Id.	Traitemt créosoté.	Nulle	Poss'ble (mari)	Nulles.	Bonne.
Id.	8-9 ans?	Pneumopathie.	Lente, forme fibreuse.	Traitemt créosoté. Inject. de calomel b. support.	?	?	?	Assez bonne. Travail fatigant
Id.	3 ans.	Poussées intermittentes de syphilides buccales.	Rapide.	Régulier.	Nulle	?	?	Mauvaise. Alcoolisme.

CONCLUSIONS.

L'action phtisiogène de la syphilis n'est pas certaine. Elle ne paraît pas plus intense que celle d'une maladie infectieuse quelconque. Il semble qu'il y ait le plus souvent juxtaposition que combinaison des deux maladies.

L'éclosion de la phtisie semble le plus souvent due à des circonstances étrangères à l'infection syphilitique : hérédité tuberculeuse, mauvaise hygiène, contagion, etc.

La phtisie peut coexister avec la syphilis à toutes les périodes.

La phtisie paraît être d'autant plus grave que la syphilis est plus récente.

L'influence phtisiogène du traitement antisyphilitique n'est pas démontrée.

Le traitement doit être préventif et curatif. Une phtisie tuberculeuse *certaine*, quand elle est très avancée, contre-indique le traitement médicamenteux actif. La syphilis chez un prédisposé oblige à l'observation d'une hygiène rigoureuse.

BIBLIOGRAPHIE

BALZER. — Thérapeutique des maladies vénériennes. Paris, Doin, 1894.

CLAISSE. — L'infection bronchique. *Thèse* Paris, 1893.

DAREMBERG. — Traitement de la phtisie pulmonaire. Paris, 1892, (collection Charcot-Debove).

DIEULAFOY. — Phtisie syphilitique. *Man. de Pathol. interne.*

DUSSAUSSOY. — *Bulletin de la Société Anatomique*, 1876.

FOURNIER. — De la phtisie syphilitique. *Gazette hebdom.* 1875.

FOURNIER. — Les affections parasyphilitiques. Paris, Ruef, 1894.

FAGET. — Syphilis pulmonaire. *Thèse*, Paris, 1896.

GALLIARD. — Contribution à l'étude de la phtisie galopante. *France médicale*, 22 février 1887, p. 271.

GOUGUENHEIM. — *Bulletin de la Société Médicale des hôpitaux*, 1879, p. 150.

GRANIER. — De la complication, de la tuberculose par la syphilis. *Bull., et mém. Soc. de thérap.* Paris, 1885, p. 141-155.

GUIDONE. — Sur la symbiose du processus syphilitique et tuberculeux. La *Riforma-medica*, 4 octobre 1893.

HÉRARD, CORNIL et HANOT. — Traité de la phtisie pulmonaire.

JACQUINET. — Tuberculose pulmonaire chez les syphilitiques. *Thèse* Paris, 1895.

LANCEREAUX. — Traité de la syphilis.

LANDOUZY. — Congrès pour l'étude de la tuberculose, 1891.

MARFAN. — Traité de médecine. Charcot-Bouchard, (articles syphilis et phtisie).

MAURIAC. — Syphilis tertiaire et syphilis héréditaire.

POTAIN. — Syphilis et tuberculose pulmonaire. *Gazette des hôpitaux*, 1888, nᵒˢ 137 et 142. *Union médicale*, janvier 1894, *Semaine médicale*, 6 février 1895.

DE RENZI. — *Rivista clinica terapeutica*, octobre 1886. *France Médicale*, 1887, t. II, p. 1522.

SÉE. — Phtisie bacillaire des poumons, 1884.

SCHNITZLER. — Ueber Kombination von Tuberculose und syphilis der Lunge, des Kehlkopfes und des Weichen Gaumes. *Wien. med. Presse* 1883, XXIV, 115.

SENGER. — Ueber die Beziehungen der Lungensyphilis zur tuberculose. Berlin 1883.

STIEFFEL. — De l'influence de la syphilis sur l'éclosion et l'évolution de la tuberculose. *Thèse*, Nancy. 1884.

THORESEN. — Ueber deu Zusammenhang Zwischen. Syphilis und Phtisis, 1888.

IMPRIMERIE DEVERDUN ET JAGUIN, BUZANÇAIS (INDRE).

www.ingramcontent.com/pod-product-compliance
Ingram Content Group UK Ltd.
Pitfield, Milton Keynes, MK11 3LW, UK
UKHW020029080726
13614UKWH00004B/1654